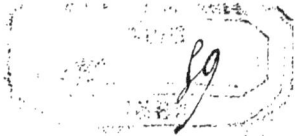

DES PROGRÈS DE LA CHIRURGIE MODERNE

DISCOURS

PRONONCÉ A LA

RENTRÉE SOLENNELLE

DE

L'ÉCOLE DE MÉDECINE DE LILLE

LE 10 DÉCEMBRE 1868

Par le docteur J. PARISE

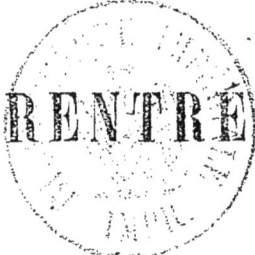

Chevalier de la Légion-d'Honneur. — Professeur de Clinique Chirurgicale.
— Ancien Interne des Hôpitaux de Paris. — Correspondant
de la Société de Chirurgie, etc.]

LILLE

Imprimerie du MÉMORIAL DE LILLE.

1868.

MESSIEURS,

Au début de ses travaux, l'École de médecine vient chaque année couronner ses lauréats. C'est une fête de famille dans laquelle maîtres et élèves, unis dans un même sentiment de bienveillance, viennent puiser des forces nouvelles et susciter une émulation salutaire à tous.

Pour cette solennité, l'École charge, à tour de rôle, un de ses membres de traiter devant vous quelque question d'un intérêt plus général que celles qui sont l'objet de vos études habituelles. Cet honneur, qui devrait être réservé à celui qui, à l'autorité de la science, réunit le don de bien dire, n'est pour moi qu'un devoir imposé.

« Ne forçons pas notre talent, » a dit Lafontaine, Fidèle à ce sage précepte, je me suis gardé de choisir mon sujet dans le domaine aventureux des choses de l'esprit; j'ai voulu rester sur le terrain solide de la science, et mieux encore, de cette partie de la science qui m'est familière, que je suis chargé de vous enseigner et qui a été la préoccupation de ma vie entière. Permettez-moi de jeter un coup-d'œil rétrospectif sur la Chirurgie, de constater les acquisitions qu'elle a faites; puis, me tournant vers l'avenir, de vous faire pressentir quelques-unes de celles qu'elle réserve à votre activité.

Je viens donc vous entretenir des progrès *de la chirurgie moderne;* heureux si l'intérêt qu'inspire le sujet lui-même vous fait oublier l'imperfection de la forme.

Dans cet immense mouvement qui, depuis un demi-siècle, pousse en avant toutes les sciences, la Chirurgie n'est restée en arrière, ni comme *science,* ni comme *art.* Elle a profondément creusé le champ qui lui appartient en propre, en même temps qu'elle s'est approprié toutes les découvertes qui ont été faites, non-seulement dans les autres sciences naturelles, mais encore dans la mécanique et l'industrie. Elle puise partout ; elle s'empare de tout ce qui peut l'aider à atteindre le but qu'elle poursuit sans cesse : la guérison ou le soulagement des souffrances humaines.

La Chirurgie a fait d'admirables progrès dans ses doctrines, ses méthodes, ses procédés de détail. N'attendez pas de moi un exposé complet de toutes les richesses qu'elle a amassées; une pareille tâche, outre qu'elle serait au-dessus de mes forces, exigerait des développements tellement étendus que je ne puis m'y engager.

Pour vous donner une idée de ces richesses, il me suffirait de mettre sous vos yeux le volumineux *Rapport sur les progrès de la chirurgie en France,* rédigé par ordre de Son Excellence M. le Ministre de l'Instruction publique, lors de l'Exposition universelle de 1867. Ce rapport qui a près de 800 pages grand in-8°, n'est lui-même qu'un résumé fort succinct du mouvement de la chirurgie à notre époque. Parcourez ce magnifique travail, Messieurs, vous y verrez la part glorieuse qui revient à nos maîtres illustres, les Dupuytren, les Bérard, les Malgaigne, les Velpeau, les Denonvilliers, les Nélaton, et à la chirurgie française tout entière qui est et qui restera toujours au premier rang. Vous y verrez aussi que notre jeune Ecole de Lille n'a pas été oubliée; qu'elle a suivi l'impulsion scientifique et apporté son humble tribut à l'œuvre commune.

Forcé de rester incomplet, je me bornerai à quelques points saillants propres à mettre en lumière le caractère actuel de la chirurgie dans ses doctrines et dans ses actes.

Ce qui distingue la Chirurgie comme *science*, c'est le peu de cas qu'elle fait des hypothèses; c'est sa tendance naturelle vers les faits positifs. Pour établir ses doctrines elle fait appel à l'observation directe de la maladie qu'elle peut voir et toucher ; elle s'aide de tous les moyens nouveaux que les sciences physiques mettent à sa disposition. Les perfectionnements du microscope lui ont permis de pénétrer dans l'intimité des formations organiques ; les expériences sur les animaux vivants, en reproduisant à volonté les lésions qui ne se voient qu'accidentellement sur l'homme, lui ont fourni les moyens de suivre pas à pas, jour par jour, et quelquefois heure par heure, les différentes phases du travail mystérieux qui s'accomplit dans la profondeur des tissus malades.

Comme *art*, la Chirurgie actuelle a un double caractère : une hardiesse extrême unie à une extrême prudence. Sa hardiesse lui est venue de la connaissance profonde qu'elle a de l'anatomie qui lui permet de plonger sans hésitation l'instrument tranchant à travers les tissus les plus délicats, sans crainte de blesser celui qui doit être ménagé ; de l'observation des grandes mutilations accidentelles qui n'ont pas été au-dessus des forces de l'organisme ; et surtout des moyens qu'elle possède d'arrêter l'écoulement du sang et de supprimer la douleur, ces deux causes puissantes de l'épuisement des sources de la vie.

Sa prudence est le fruit de son expérience qui lui a appris que toute opération, même la plus minime, peut quelquefois être suivie des accidents les plus graves. La chirurgie actuelle est donc sobre d'opérations; elle s'efforce de guérir par les moyens simples et ce n'est que lorsqu'elle n'a pas d'autres ressources qu'elle a recours à l'instrument tranchant, *ultima ratio*. Mais alors, elle ne recule devant aucun obstacle, devant aucune difficulté, et elle peut s'énorgueillir aujourd'hui d'arracher à la mort des victimes qui naguères encore lui étaient abandonnées.

Entrons maintenant dans quelques détails et montrons par des exemples les progrès de la chirurgie actuelle.

Et d'abord l'anesthésie chirurgicale. Cette admirable découverte suffirait à elle seule pour illustrer le 19e siècle, si fécond en merveilles. Il n'en est pas de plus bienfaisante, de plus directement humanitaire. Quoi de plus merveilleux ! Quelques aspirations de chloroforme donnent, à la volonté du chirurgien, le sommeil le plus calme, l'insensibilité la plus complète; les opérations les plus graves, les plus longues sont pratiquées sans provoquer la plus légère douleur;

à son réveil le patient se refuse à croire qu'il vient de subir une grande mutilation. Grâces à l'anesthésie, les opérations les plus douloureuses peuvent être supportées par le malade le plus pusillanime qui ne craint plus de s'y soumettre; les opérations de longue haleine qui eussent épuisé les forces de l'organisme peuvent être menées à bonne fin.

Ce n'est pas seulement en supprimant la douleur que le chloroforme rend d'inappréciables services, c'est encore en supprimant la résistance musculaire : avec lui la réduction de certaines luxations, jadis regardée comme très-difficile et parfois comme impossible, n'est plus qu'un jeu.

1 a chirurgie, ai-je dit, outre les conquêtes qu'elle a réalisées, dans son propre domaine, s'est approprié les découvertes faites en dehors d'elle. La physique lui a donné le microscope, l'ophtalmoscope, le laryngoscope, l'endoscope, l'électricité ; la chimie lui a fourni le chloroforme, les caustiques, le cautère à gaz, le caoutchouc, etc.

Le microscope a permis de caractériser, de classer les produits pathologiques. C'est incontestablement à son intervention qu'il faut rapporter la précision avec laquelle nous reconnaissons aujourd'hui la nature d'une production morbide et conséquemment le traitement qui lui convient.

Avec l'endoscope et le laryngoscope, nous pouvons explorer les cavités les plus profondes, reconnaître les lésions qui s'y trouvent et même y pratiquer des opérations avec sûreté.

Un jour, un physiologiste se demanda pourquoi la

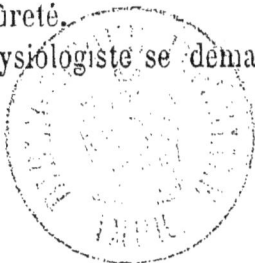

pupille était noire et pourquoi nous ne pouvions voir le
fond de l'œil : la réponse à ces questions fut la
découverte de l'ophtalmoscope qui a jeté un jour
inattendu sur la pathologie oculaire et modifié profondément la thérapeutique des maladies des yeux.

L'électricité, cette puissance merveilleuse et terrible
que le génie de l'homme a sû maîtriser, s'est mise, elle
aussi, au service du chirurgien. Obéissant à sa volonté,
tantôt elle lui sert à exciter la sensibilité engourdie,
ou la fibre musculaire paralysée ; tantôt elle lui donne
des cautères aux formes les plus variées qu'il peut
porter dans la profondeur des tissus, au fond des
cavités, qu'il peut chauffer jusqu'à l'incandescence
et refroidir instantanément ; tantôt comme force
électrolytique, elle lui fournit le moyen de décomposer
et de détruire des tumeurs inaccessibles aux instruments
tranchants. Encore quelques perfectionnements dans
les appareils et l'électricité sera pour le chirurgien un
agent de premier ordre.

Parmi les grandes découvertes que la chirurgie a
faites sur son propre terrain, je signalerai la méthode
sous-cutanée, la régénération des os par le périoste,
les opérations préliminaires, l'autoplastie, l'écrasement
linéaire, la compression digitale dans les anévrysmes, etc.

On savait depuis les premiers âges de la chirurgie
que les fractures des os, les déchirures des muscles,
les délabrements les plus graves guérissent avec facilité
et sans accidents, lorsque ces lésions ne sont pas en
contact avec l'air extérieur. C'est ce fait d'observation
ancienne qui, formulé à notre époque, constitue la

méthode sous-cutanée. Au lieu d'agir à ciel ouvert, l'opérateur plonge à travers la peau un instrument délié qu'il fait manœuvrer au-dessous d'elle ; puis il ferme exactement la piqûre. Quand il est applicable, ce mode opératoire donne les plus beaux résultats.

La démonstration du pouvoir que possède la périoste de régénérer les os a donné lieu à des applications heureuses. On a pu, en l'utilisant, réséquer, enlever les os dans une grande étendue et conserver des membres jadis voués à l'amputation. On en a tiré aussi un excellent parti dans les opérations ingénieuses par lesquelles on restaure certaines difformités de la face, dans la reconstruction partielle ou totale du nez, ou de la voûte palatine.

L'opération préliminaire est destinée à faciliter l'exécution de l'opération principale ; c'est ainsi qu'on lie une grosse artère pour s'assurer contre l'hémorrhagie avant d'attaquer une tumeur très-vasculaire ; que l'on fait la trachéotomie pour éviter la suffocation pendant une opération pratiquée sur la gorge ; c'est ainsi surtout que l'on écarte, que l'on enlève même une portion plus ou moins étendue de la machoire inférieure, ou de la machoire supérieure pour se frayer une voie et attaquer avec sûreté un mal développé dans les profondeurs des cavités de la face.

Ce sont-là de grands et douloureux sacrifices auxquels le chirurgien n'est conduit que par la nécessité ; mais il s'efforce d'en diminuer l'étendue et surtout de les réparer par les opérations autoplastiques.

Ces dernières ont été portées de nos jours à un haut

degré de perfection. Elles consistent à emprunter aux parties saines plus ou moins éloignées des lambeaux qui sont détachés, ramenés sur la perte de substance et fixés dans la situation la plus convenable pour corriger la difformité. C'est dans la conception, non moins que dans l'exécution de ces opérations autoplastiques que se révèle le véritable chirurgien, celui qui, à la dextérité de la main, joint le coup d'œil de l'artiste.

A côté de ces opérations délicates qui font l'honneur de la chirurgie moderne, plaçons les grandes mutilations qu'elle aborde avec succès; les désarticulations du genou, de la hanche, de l'épaule et même l'ablation du membre supérieur tout entier, y comprise l'épaule, effroyable mutilation dont vous avez eu sous les yeux un magnifique succès, le premier, croyons-nous, en France et même en Europe.

Une opération qui naguère encore faisait l'effroi des chirurgiens et qui était solennellement réprouvée par l'Académie impériale de Médecine, l'ovariotomie, est aujourd'hui définitivement acceptée; et bientôt cette opération moins redoutée sera accueillie par les malheureuses malades comme une ressource précieuse contre une affection qui les entraîne à une mort aussi sûre que cruelle.

Vous le voyez, messieurs, la chirurgie moderne aborde résolûment les opérations les plus effrayantes quand elle y est forcée. Mais elle est incessamment à la recherche des moyens de les éviter, ou d'en atténuer les dangers. De là sont nées les opérations sous-cutanées, les injections coagulantes dans les tumeurs érectiles, la

compression digitale dans le traitement des anévrysmes.
De là aussi l'écrasement linéaire et le drainage
chirurgical au moyen de tubes de caoutchouc, substance
dont la chirurgie s'est emparée et dont elle a su faire
les plus ingénieuses et les plus heureuses applications.

Une étude plus approfondie du mécanisme de la
guérison des anévrysmes a conduit à remplacer la
ligature de l'artère malade par la *compression digitale*,
c'est-à-dire, exercée par les doigts. Les succès les plus
beaux sont venus justifier cette méthode, qui n'a
d'autre inconvénient que la fatigue qu'elle impose au
chirurgien et à ses aides.

L'écrasement linéaire, ou ligature extemporanée,
divise les chairs par une pression lente et met à l'abri
des hémorrhagies. Ce mode opératoire pour des cas
spéciaux constitue une véritable conquête chirurgicale.

Je pourrais vous entretenir encore d'un grand
nombre d'opérations nouvellement créées, perfec-
tionnées ou vulgarisées; de la lithotritie, d'invention
toute française, qui, au moyen des instruments les
plus ingénieux, est parvenue à broyer la pierre et à se
substituer dans le plus grand nombre de cas à l'opération
sanglante dont le nom seul était un épouvantail; — de
la trachéotomie perfectionnée, vulgarisée, et qui arrache
aujourd'hui à la mort un grand nombre d'enfants
frappés par le croup; de la *gastro-enterotomie*,
opération hardie, encore à l'étude, et qui a déjà donné
de remarquables succès, etc., etc.

Mais il est temps que je m'arrête. Je n'ai signalé
que quelques-unes des conquêtes les plus brillantes

de la chirurgie : j'ai choisi quelques perles dans ce magnifique écrin pour vous donner une idée de sa richesse. Est-ce à dire qu'il n'y a plus rien à conquérir, plus de découvertes à faire ? que vous n'avez plus qu'à vous assimiler le fruit des travaux des maîtres qui vous ont légué une science parfaite ? Loin de moi une semblable pensée. La chirurgie, comme toutes les sciences qui se rapportent aux êtres vivants, offre aux travailleurs une mine inépuisable, un champ sans limites. Engagez-vous donc résolûment dans l'étude ; soyez assurés que vous serez récompensés et qu'il vous sera donné de saisir une partie de cette vérité qui sera le but éternel de l'intelligence humaine, mais dont la possession complète n'appartiendra jamais qu'au souverain Créateur de toutes choses.

Chaque génération dans ses mille efforts individuels poursuit, à son insu, une direction déterminée d'avance par les progrès antérieurs ; et l'on peut, sans paradoxe, prévoir le moment où une question scientifique à l'étude recevra sa solution. Permettez-moi, pour un instant, de me placer dans cet ordre d'idées, de plonger mes regards vers l'avenir et de vous indiquer l'objectif des travaux de la génération qui va nous suivre.

Je viens de vous montrer le beau côté de la chirurgie, sa hardiesse, sa puissance, les magnifiques résultats qu'elle obtient ; mais je ne vous ai fait qu'entrevoir ses revers. A côté de ses victoires il y a ses défaites, — j'allais dire ses désastres.

Voici un chirurgien d'hôpital, habile entre tous, possédant à fond toutes les ressources de son art ;

pendant plusieurs anuées, dix ans peut-être, il n'a
obtenu que des succès dans les cas les plus graves ;
quelle que soit sa modestie, il n'a pu s'empêcher
d'attribuer à ses méthodes, à ses procédés, à son
habileté opératoire, ce bonheur constant qui soutient
sa confiance en lui-même et dont il est quelquefois
si fier. Mais attendez ; voici la période des revers.

A un moment donné toutes ses opérations les plus
simples, comme les plus compliquées, sont suivies
d'accidents graves, souvent mortels. Rien cependant ne
paraît changé autour de lui ; ce sont les mêmes salles,
le même personnel, les mêmes procédés, les mêmes
instruments ; l'acte opératoire a été habilement
conduit, l'opéré n'a pas perdu de sang, il s'est réveillé
plein d'espoir, sans avoir senti la douleur ; l'opérateur
redouble d'attention ; il ne se fie qu'à lui-même pour
les soins consécutifs. Vains efforts ! au bout de quelques
jours d'un calme trompeur, un frisson violent ouvre la
scène, la fièvre s'allume, et, malgré toutes les
ressources de son expérience, il a la douleur de voir
son opéré succomber.

Comment expliquer ces funestes résultats ? Quel
vent de mort a soufflé sur cette salle si saine encore il
y a quelques jours ? Tout ce que nous savons, c'est
qu'il s'agit là d'une véritable épidémie, dont la cause
mystérieuse nous est aussi inconnue que celle de tous
ces fléaux qui viennent, à des périodes indéterminées,
jeter la terreur dans les populations. Comment combattre
un ennemi invisible, intangible, insaisissable ? Parfois,
le chirurgien éperdu modifie sa pratique, malgré les

les succès qu'il en avait obtenus pendant de longues
années, — il tente quelque moyen nouveau… Pendant
ce temps, l'influence épidémique disparaît ; le bonheur
revient… et une panacée nouvelle est préconisée,
jusqu'à ce qu'une nouvelle épidémie vienne en démontrer
l'inanité ?

Que faire pour sortir de cette douloureuse incer-
titude ? Il faut arriver à la connaissance de l'agent
épidémique ; il faut le saisir à son origine, le suivre
dans son développement et savoir comment il pénètre
dans l'économie. Alors, et seulement alors, le chirurgien
pourra le combattre ou le fuir, et préserver son opéré
de sa funeste influence.

Tel est le problème qui se pose devant vous et que
votre génération saura résoudre, j'en ai la conviction
profonde. La perfection des méthodes d'observation, la
puissance chaque jour plus grande des instruments
grossissants, qui, chaque jour aussi, nous fait connaître
des mondes nouveaux ; l'importance des travaux déjà
entrepris dans cette voie, sur les virus, sur les conta-
gions, sur les milieux infectieux, et surtout cette soif
insatiable de certitude qui caractérise la science moderne
et la pousse invinciblement vers l'expérimentation,
tout me dit que la question s'élabore, que les temps
sont venus.

Courage donc et à l'œuvre ! Le but est beau. Heureux
celui qui l'atteindra le premier : son nom illustre vivra
dans la mémoire des hommes, car il rappellera l'un des
plus grands services rendus à la science et à l'humanité.

PRINCIPAUX TRAVAUX DU MÊME AUTEUR.

Recherches historiques, physiologiques et pathologiques sur le mécanisme des luxations spontanées ou symptomatiques du fémur (Mémoire inséré dans les Archives générales de Médecine, 1842, T. XIV.)

Application de la théorie de J. L. PETIT, *aux luxations congénitales. Description des luxations congénitales incomplètes du fémur* (Arch. gén. de Méd., 1842, T. XIV.)

Mémoire sur l'allongement et le raccourcissement du membre inférieur dans la coxalgie (Arch. gén. de Méd., 1843, 4me série, T. II.)

Des tubercules des os (Arch. gén. de Méd., 1843, 4me série, T. II.)

Recherches sur les luxations antérieures du pied, et, en particulier, sur une nouvelle espèce de ces luxations : celle du pied en avant de l'astragale (Annales de la Chirurgie française et étrangère, Août 1845.)

De l'ostéophyte costal pleurétique, ou recherches sur une altération particulière des côtes dans la pleurésie (Arch. gén. de Méd., 1849, 4me série, T. XXI.)

Mémoire sur le mécanisme de l'étranglement intestinal par un nœud diverticulaire (Lu à l'Académie de Médecine, le 28 Janvier 1851. — Inséré dans le bulletin de la Société centrale de Médecine du Nord, 1867.

Mémoire sur deux variétés nouvelles de hernies, la hernie inguinale intra iliaque et la hernie inguinale antévisicale (Mémoire de la Société de Chirurgie de Paris, T. II.)

Lettre à M. le Professeur MALGAIGNE, *sur un genre nouveau de luxations : les luxations par allongement des os* (Revue médico-cgirurgicale, 1854.)

Résection de la mâchoire supérieure par un nouveau procédé (Bulletin génér. de thérapeutique, 1861)

Observation de résection de la mâchoire supérieure, d'ablation de la lèvre supérieure, etc.; Rétablissement de l'articulation des sons par un mécanisme nouveau (Bulletin de l'Academie, 15 Juillet 1862.)

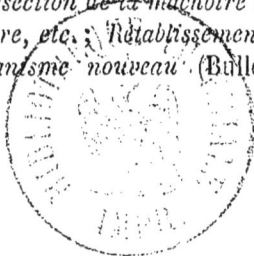

www.ingramcontent.com/pod-product-compliance
Lightning Source LLC
Chambersburg PA
CBHW050418210326
41520CB00020B/6655